AF311099

DE L'ABLATION

DES

AMYGDALES

AVEC

L'ANSE ÉLECTROTHERMIQUE

PAR

L. LICHTWITZ

Docteur en Médecine de l'Université de Vienne
et de la Faculté de Bordeaux.

AVEC UNE PLANCHE DANS LE TEXTE

PARIS

G. MASSON, ÉDITEUR

LIBRAIRIE DE L'ACADÉMIE DE MÉDECINE

120, Boulevard Saint-Germain

—

1895

DE L'ABLATION

DES

AMYGDALES

AVEC

L'ANSE ÉLECTROTHERMIQUE

PAR

L. LICHTWITZ

Docteur en Médecine de l'Université de Vienne
et de la Faculté de Bordeaux.

AVEC UNE PLANCHE DANS LE TEXTE

PARIS

G. MASSON, ÉDITEUR

LIBRAIRIE DE L'ACADÉMIE DE MÉDECINE

120, Boulevard Saint-Germain

—

1895

Les chirurgiens et spécialement les laryngologistes sont, pour ce qui est du traitement opératoire de l'hypertrophie des amygdales palatines, divisés en deux camps. Les uns, partisans d'un procédé rapide et sanglant, disent que l'ablation des amygdales, au moins chez l'enfant et l'adolescent, doit être pratiquée avec un instrument tranchant, soit avec un *bistouri* ou avec des *ciseaux*, soit à l'aide d'une *pince coupante* (morcellement selon le procédé de Ruault), soit, et c'est la majeure partie, avec l'*amygdalotome de Fahnenstock*. Ces auteurs trouvent que l'exérèse sanglante est peu douloureuse et si rarement suivie d'hémorrhagies sérieuses, qu'il ne vaut pas la peine d'exposer les malades aux ennuis des autres procédés, plus lents et plus douloureux.

D'autres chirurgiens, au contraire condamnent d'une manière absolue l'opération sanglante et préconisent une méthode lente et exempte de toute perte de sang. La plupart d'entre eux emploient l'*ignipuncture* faite avec le *thermocautère* ou mieux avec le *galvanocautère*.

Un petit nombre de médecins, pour éviter non seulement l'hémorrhagie mais aussi les inflammations post-opératoires, se sont servi de l'*électrolyse* pour détruire les amygdales hypertrophiées.

Si l'on examine sans parti pris les objections formulées de part et d'autres aux divers procédés, on trouve, en faisant abstraction de certaines exagérations, qu'elles sont justes.

Il est, en effet, indubitable que l'opération sanglante expose, notamment lorsque le malade a atteint l'âge de la puberté, à des hémorrhagies parfois inquiétantes. Wright (¹), en 1890, a pu réunir 31 cas d'hémorrhagie grave, dont 2 cas mortels, l'un chez un adulte, l'autre chez un garçon de huit ans et demi, et Heryng (²), deux ans plus tard, en avait déjà recueilli 59. Si on y ajoute les nombreux cas qui n'ont pas été publiés, il faut reconnaître que l'amygdalotomie n'est pas toujours, même chez l'enfant, exempte de danger.

D'un autre côté, celui qui a eu l'occasion de pratiquer l'ignipuncture répétée, avouera que c'est un procédé peu commode à employer. Douloureuse pendant l'opération malgré l'application de la cocaïne, l'ignipuncture fait surtout souffrir le malade les jours qui suivent les cautérisations. Il faut qu'il soit bien docile pour se soumettre à plusieurs séances d'ignipuncture. Il en résulte que très souvent on ne réussit pas à détruire complètement l'hypertrophie tonsillaire. Le procédé est, de plus, très lent, car entre les nombreuses séances il faut laisser chaque fois un intervalle d'au moins dix à quinze jours. On peut, à la rigueur, chez des malades raisonnables, détruire des amygdales de volume moyen en deux ou trois séances, mais il faut alors pratiquer des cautérisations profondes et multiples, qui sont très douloureuses et qui laissent après elles dans l'arrière-gorge des inflammations phlegmoneuses longues à guérir. Ces inflammations s'expliquent par le rayonnement considérable de la chaleur des cautères chauffés à une température très élevée qui produit une véritable « coction » des parties sous-jacentes et circonvoisines, coction suivie d'une réaction inflammatoire très vive. A notre avis, cette sorte de « crémation » lente de l'hypertrophie tonsillaire s'accorde mal avec les règles chirurgicales. En chirurgie, lorsqu'on veut enlever une tumeur ou un organe on ne commence pas par détruire la surface pour arriver de proche en proche jusqu'aux parties profondes, mais on sectionne du premier coup la masse à sa racine.

Le reproche de lenteur s'adresse également à l'électrolyse. Le malade ne supporte guère, sans éprouver des nausées intolérables, qu'on laisse plus d'une minute l'instrument électrolyseur dans l'arrière-gorge, et ce laps de temps, même en allant jusqu'aux limites des intensités du courant que le malade peut endurer, ne suffit pas pour faire de grandes destructions. Il faut plusieurs séances pour obtenir un résultat. C'est ce que nous avons constaté chez un malade, âgé de quarante-cinq ans environ, pour lequel nous avions employé l'électrolyseur ingénieux de Boudet-de-Pâris.

Nous voyons donc que chacun des procédés est entaché de défauts, ce qui fait comprendre pourquoi, jusque dans ces dernières années, les chirurgiens n'ont pas pu se mettre d'accord sur la meilleure méthode pour enlever les amygdales hypertrophiées.

Depuis que l'instrumentation électrique médicale a été perfectionnée et notamment, depuis que les accumulateurs ont remplacé les piles hydro-électriques si inconstantes, une autre méthode d'exérèse des amygdales tend à l'emporter sur les anciens procédés : c'est l'ablation à l'aide de l'*anse électrothermique*. Cette méthode réunit les avantages de chacun des anciens procédés sans en avoir les défauts.

En effet, avec l'anse électrothermique, on peut enlever l'hypertrophie tonsillaire presque aussi rapidement qu'avec l'amygdalotome et, d'un autre côté, on évite l'hémorrhagie comme avec l'ignipuncture. L'anse, si on sait s'en servir, énuclée en quelque sorte non seulement les amygdales pédiculées et fortement saillantes et d'un volume tel que la lunette d'un amygdalotome aurait peine à les embrasser complètement, mais elle enlève aussi les amygdales enchatonnées inaccessibles pour le Fahnenstock ou pour le bistouri. Garel dit très judicieusement de l'anse : « Elle seule permet de *sculpter* l'amygdale comme on le désire, sans toucher à des points dangereux. »

Chez l'enfant, l'opération avec l'anse n'est presque pas douloureuse ; chez l'adulte, en insensibilisant le pourtour de l'amygdale avec une solution de cocaïne au $\frac{1}{8}$, ou mieux encore avec une solution qui contient en plus de l'antipyrine (cocaïne, 1 gramme ; antipyrine, 2 grammes ; eau, 10 grammes), on rend l'ablation supportable. Du reste, tout l'acte de l'opération dure deux à quatre secondes et dans une séance tout est fini.

Outre l'absence de l'hémorrhagie, l'anse a, de plus, sur l'amygdalotome et sur le bistouri cet avantage que certains accidents qui, parfois, surviennent avec ces derniers instruments ne peuvent pas arriver avec la première, par exemple

la lésion du pilier antérieur, presque inévitable dans les cas
d'amygdales enchatonnées; tout au plus risque-t-on avec
l'anse de cautériser légèrement le pilier antérieur avec l'extrémité du porte-fil. Un autre accident, dont il existe plusieurs exemples dans la littérature, est celui de la rupture de
la lame tranchante de l'amygdalotome due le plus souvent à
la présence de calculs dans l'intérieur de l'amygdale. Dans
ces cas, l'anse enlèverait l'amygdale et le calcul, ou glisserait
sur ce dernier en le mettant à nu.

Pourquoi l'ablation électrothermique a-t-elle été délaissée
jusque dans ces derniers temps, bien que Middeldorpf [3],
le premier, l'ait déjà conseillée en 1854? En effet, cet auteur
s'exprimait sur un de ses cas de la façon suivante : « La
plaie était située si profondément qu'un bistouri n'aurait
jamais pu énucléer l'amygdale de la même manière sans
léser les piliers. »

La cause du délaissement de cette méthode doit être recher-
chée dans l'inconstance des piles qui ne fournissaient pas
pendant toute la durée de l'opération l'intensité nécessaire à
une ablation rapide. C'est ce qui a fait que Voltolini [4] a
déconseillé l'emploi de l'anse pour les cas ordinaires. Il dit
en effet, dans son livre sur l'emploi de la galvanocaustie :
« L'amygdale hypertrophiée possède un tissu tellement dense
que l'anse, même en la faisant fortement rougir, ne coupe
que lentement; de plus, la chaleur rayonne dans le voisinage
de telle sorte qu'on ne peut localiser son action dans une
région si délicate. » C'est pour cette raison qu'il recomman-
dait plutôt l'ignipuncture. L'affirmation de Voltolini était
exacte pour les courants inconstants fournis par les piles
hydro-électriques et nous même, lorsqu'il y a six ans nous
avions voulu chauffer l'anse avec des piles, nous avions
éprouvé la même difficulté. Mais depuis que nous nous ser-
vons des accumulateurs, qui nous permettent d'employer des
intensités de courant suffisamment élevées et, ce qui est le
point capital, constantes pendant tout le temps que dure
l'opération, nous enlevons les amygdales hypertrophiées de

n'importe quel volume et n'importe quelle structure dans un espace de temps qui ne doit pas être supérieur à deux ou quatre secondes. *Ce temps est assez long pour que l'hémostase se produise et il est assez court pour qu'il n'y ait pas de rayonnement de chaleur trop intense dans les tissus profonds et voisins.*

Dans plus de quatre cents ablations que nous avons pratiquées par cette méthode sur des enfants et sur des adultes de tout âge, nous n'avons jamais vu survenir d'hémorrhagies tant soit peu graves. Le plus souvent il ne s'écoule pas une seule goutte de sang de la plaie. Rarement, quand l'intensité du courant a été trop forte et qu'on a fait la section trop rapidement, le malade a quelques crachats sanguinolents.

Les suites de l'opération sont d'ordinaire insignifiantes, surtout si l'on a soin de prescrire aux malades d'avaler de petits morceaux de glace pendant un ou deux jours après l'opération et de ne prendre pendant ce temps que des aliments liquides et froids. Au bout de quatre à dix jours, l'eschare est tombée et la plaie est cicatrisée. Chez trois ou quatre de nos malades, la chute de l'eschare a été suivie d'une hémorrhagie, d'ailleurs de peu d'importance. Cette hémorrhagie était toujours due à des imprudences de la part des opérés qui n'avaient pas pris de la glace ou qui avaient mangé trop tôt des aliments solides ou qui avaient trop parlé ou crié. Quelquefois on observe une réaction inflammatoire très vive, semblable à celle qu'on voit régulièrement quand on a pratiqué une cautérisation profonde des amygdales. Cet accident est presque toujours dû à l'emploi d'une intensité de courant relativement trop faible, qui nécessite un temps trop long pour la section par l'anse, et qui provoque un rayonnement de chaleur dans l'arrière-gorge.

Lorsqu'on a affaire à des amygdales dures et volumineuses, il est indiqué de ne pratiquer dans une séance que l'ablation d'une amygdale, bien que l'absence de l'hémorrhagie et le peu de douleur engagent à enlever les deux dans la même séance. Nous avons remarqué, en effet, que les suites post-opératoires dans ces cas sont beaucoup plus longues et plus douloureuses qu'après l'ablation simple. On peut même constater après l'ablation double un œdème assez prononcé de la luette et des piliers qui incommode fortement le malade.

Nous venons d'énumérer les grands avantages de la méthode électrothermique et les suites désagréables auxquelles elle expose si on ne sait pas doser l'intensité du courant. Les auteurs qui dans ces derniers temps ont remis cette méthode en vigueur, citons notamment Knight [5], Loeb [6], Garel [7], Schmidt [8], Heryng *(l. c.)*, Sendziak [9], décrivent bien les avantages de la méthode, mais s'occupent à peine du point capital qui consiste dans l'indication de l'intensité du courant à employer. Nous croyons, en effet, ainsi que nous l'avons déjà dit, que si la méthode a été si longtemps délaissée et si elle n'est pas encore employée par la majorité de chirurgiens, c'est à cause du manque de données sur le dosage du courant : ou le courant était trop faible, et alors l'anse coupait trop lentement ou même pas du tout, ou bien l'intensité était trop forte, et alors l'anse coupait trop vite et l'hémostase ne se produisait pas.

Aussi, tenons-nous à apporter des *indications précises sur l'intensité du courant* nécessaire par rapport au métal et à l'épaisseur du fil ; nous ferons suivre ces considérations de quelques mots sur l'anse, le porte-fil, le manche et notamment sur les meilleures sources électriques à employer.

1° *Intensité.* — Les progrès de l'électricité sont de date trop récente pour que ceux qui, ainsi que Middeldorpf, Voltolini, Bœkel, etc., se sont les premiers servis de l'anse, aient pu faire des mesures exactes sur l'intensité du courant. Nous ne trouvons des renseignements à ce sujet que dans les travaux assez récents de Cheval [10], et de Bordier et Chevallier [11]. Mais, tandis que Cheval recommande seulement une intensité de 5 ampères qui porte l'anse en fil de fer d'un tiers de millimètre de diamètre au rouge sombre, Bordier et

Chevallier veulent qu'on emploie des intensités beaucoup plus élevées. Au lieu de porter leur anse en fil de fer de 4/10 de millimètre de diamètre au rouge sombre, ce qu'ils obtiendraient avec une intensité de 5 ampères et demi, ils laissaient passer dans leurs expériences, faites sur divers tissus d'animaux, des intensités supérieures à celles qui, dans l'air, amèneraient la fusion du fil. Ainsi, en sectionnant à l'aide de l'anse du tissu hépatique par exemple, ils employaient jusqu'à 13 ampères et obtenaient encore l'hémostase. « C'est probablement ce chiffre, disent-ils, qui doit convenir dans l'excision des amygdales par l'anse ».

Dans nos opérations, nous avons trouvé que ce chiffre était trop élevé et que, d'autre part, l'intensité de 5 ampères que Cheval emploie était trop faible. Nous nous sommes servi d'une intensité de 8 ampères pour un fil de fer d'un tiers de millimètre d'épaisseur et nous avons trouvé qu'on sectionne avec cette intensité assez vite pour terminer l'opération dans un laps de temps qui ne dépasse pas deux ou quatre secondes et pas trop vite pour empêcher l'hémostase de se produire. Pour des amygdales très grosses et qu'on suppose fibreuses, on augmentera l'intensité jusqu'à 10 ampères.

Bien qu'avec une intensité de 8 ampères le fil de fer d'un tiers de millimètre de diamètre se fonde dans l'air, on n'a pas à craindre que pareil accident ne survienne pendant l'opération, car un fil noyé dans les tissus s'échauffe beaucoup moins que lorsqu'il est dans l'air ; et si nous conseillons de ne pas pousser trop l'intensité du courant, c'est plutôt par crainte de ne pouvoir plus obtenir l'hémostase que de voir fondre le fil. Ce dernier accident ne nous est jamais arrivé. Il importe cependant que l'anse plonge partout dans le tissu amygdalien, autrement la rupture du fil par fusion surviendrait sûrement.

L'intensité de 5 ampères pour une anse d'un tiers de millimètre de diamètre, bien qu'elle porte dans l'air le fil au rouge sombre, est tout à fait insuffisante et nous croyons que les critiques, faites notamment par Voltolini et d'autres auteurs à l'anse électrothermique, provenaient de ce que ces chirurgiens n'avaient pas à leur disposition une source électrique assez énergique et constante. En effet, avec un courant d'une intensité insuffisante on sectionne l'amygdale trop lentement et trop péniblement et, chose plus grave encore, l'eschare ou plutôt la « coction » du tissu, ainsi que le font remarquer très bien Bordier et Chevallier, est d'autant plus profonde que la durée de la diérèse a été plus longue. Cette considération a son importance, non seulement parce que l'opération est plus douloureuse, mais parce que les suites d'une ablation trop lente avec eschares épaisses sont plus sérieuses qu'après une opération de courte durée.

Aussi, ceux qui voudront pratiquer l'ablation électrothermique des amygdales, feront-ils bien de se servir d'un ampèremètre et d'un rhéostat s'ils ne veulent pas s'exposer à avoir des mécomptes. Quant à l'ampèremètre, s'il ne doit servir que pour l'anse, il suffit qu'il marque jusqu'à 10 unités. Le rhéostat à gros fil doit offrir une résistance inférieure à celle de l'anse, autrement ce serait le fil du rhéostat et non l'anse, qui deviendrait incandescent. Il n'est cependant pas nécessaire de régler l'intensité du courant avant chaque opération. Une fois qu'on connaît bien le débit de sa source électrique, l'épaisseur du fil de fer et la résistance du manche et des cordons, on n'a à mesurer et régler de nouveau l'intensité que lorsqu'il s'est produit un changement dans les appareils. Cheval avait conseillé d'augmenter la résistance du rhéostat pendant l'opération au fur et à mesure que l'anse se resserre et que sa résistance diminue. Cette précaution est à notre avis inutile, car le tissu étranglé par l'anse, possédant à la fin de l'opération une densité plus grande, exige une intensité de courant plus élevée. Tout au plus, si on sent que l'anse coupe trop vite, on n'a qu'à faire jouer l'interrupteur du courant pour ralentir la marche de la diérèse. Avec un peu d'habitude, cette manœuvre se fait presque instinctivement.

2° *Anse ; métal à employer.* — Autrefois, on se servait couramment du fil de platine ; mais depuis qu'on sait que

le fil de fer du même diamètre n'exigeait guère plus de la
moitié de l'intensité du courant que le fil de platine, on a
remplacé ce dernier par le fer, qu'on change à chaque opération (a).

Ce n'est pas un fil de fer mou qu'il faut employer, mais du
fil d'acier qui sert pour les cordes de piano, car l'anse for-
mée par du fil de fer mou plie trop facilement lorsqu'on
veut l'appliquer sur l'amygdale ; l'anse rigide au contraire
garde sa forme. La difficulté qu'on éprouve parfois à entou-
rer avec l'anse des amygdales peu pédiculées nous a donné,
il y quatre ans, l'idée de faire construire un amygdalotome
électrothermique qui figure dans le catalogue de Mathieu (de
Paris). L'instrument fonctionnait comme l'amygdalotome de
Fahnenstock-Mathieu, dont la lame tranchante était rem-
placée par une anse en fil de fer mou et cachée dans la
lunette. La fourche faisait saillir l'amygdale en dehors et de-
vait empêcher que l'anse ne glissât et que, la section faite,
l'amygdale ne fût avalée par le malade, fait qui se produit
parfois chez les enfants. Au moment où on enfonce la fourche et où on serre l'anse, il se produit dans le corps de
l'instrument un déclanchement qui fait passer le courant. Bien
que les difficultés considérables qu'offrait l'isolement des
porte-fils et de la lunette fussent surmontées par le construc-
teur, nous avons abandonné l'usage de cet amygdalotome, trouvant que l'instrument le plus pratique est le porte-
anse simple, pourvu qu'on se serve du fil assez rigide. En
effet, avec tout instrument à lunette, on se prive de la grande
qualité que présente l'anse, qui est de s'adapter à toutes les
amygdales, de n'importe quel volume et de n'importe quelle
forme. Le même reproche s'adresse à tous les essais d'amyg-
dalotomes électriques semblables imaginés depuis par
d'autres auteurs [Wright (*loc. cit.*), Ruault ([12]), Capart ([13]).]

(a) Preece (*Lumière électrique*, 1888, t. II, p. 488) a trouvé qu'il fallait une
intensité de 41 ampères pour le fil de platine d'un millimètre d'épaisseur et de
25 ampères seulement pour le fil de fer de la même épaisseur, pour les porter
au rouge sombre.

L'épaisseur du fil a aussi son importance. Un fil trop mince risque de ne pas cautériser suffisamment et, partant, d'empêcher l'hémostase. Un fil trop gros, au contraire, provoquerait un rayonnement de chaleur trop vif et produirait une eschare douloureuse et longue à s'éliminer. Un fil d'acier d'un tiers de millimètre de diamètre nous paraît réunir tous les avantages.

Dans les amygdales pédiculées, on peut, avant de faire passer le courant, serrer l'anse. Dans les amygdales à large base d'implantation, il est bon de faire passer le courant pendant un moment très court afin de produire sur l'amygdale une rainure avec l'anse qui l'empêche de glisser pendant la constriction. Avec ce subterfuge, on parvient même avec un peu d'habitude à enlever de petites amygdales plates qui ne pourraient certainement pas être saisies avec l'amygdalotome.

Dans de nombreux cas d'amygdales à cryptes peu saillantes, au lieu de pratiquer la discission d'après les conseils de Hoffmann et Schmidt, nous nous sommes mieux trouvé de faire l'abrasion de ces amygdale avec l'anse électrique.

3° *Les porte-fils* tels qu'on les trouve dans le commerce sont en général mal isolés et trop minces. Il faut que les gaines soient assez grosses et suffisamment isolées pour qu'elles ne s'échauffent pas. L'isolement doit aller jusqu'à l'extrémité antérieure du porte-fil, autrement, ainsi que l'ont remarqué Bordier et Chevallier dans leurs expériences, il arrive constamment que la dernière portion du tissu à sectionner, pressée par l'anse, s'engage dans l'espace compris entre les deux conducteurs métalliques ; cette partie de tissu se dérobe ainsi à l'action du fil qui devrait la couper et la section est incomplète.

4° *Manches*. — Tous sont des modifications du manche de Schech. Il est important que le manche ait une longueur suffisante pour pouvoir serrer jusqu'au bout une anse qui, déployée, a huit à dix centimètres de long. Les contacts de l'interrupteur doivent être larges et il est bon de les argenter.

pour éviter leur oxydation par les étincelles. Les cordons qui réunissent le manche avec les bornes de la source électrique doivent avoir un gros diamètre.

5° *Source électrique ; accumulateurs, courant fourni par des dynamos*. — Dans un travail sur l'emploi des accumulateurs en médecine [14], nous avons fait ressortir la supériorité des accumulateurs sur les piles hydro-électriques qui servaient autrefois et qui servent encore à la galvanocaustie. Ainsi que nous l'avons dit plus haut, c'est justement l'inconstance de ces piles qui, jusque dans ces derniers temps, a empêché la vulgarisation de la méthode électrothermique pour l'ablation des amygdales.

Avec deux accumulateurs montés en tension et placés assez près de l'opérateur, on obtient l'intensité suffisante. Lorsqu'ils sont placés à une certaine distance, il en faut un nombre plus grand.

Quant à la manière de les charger facilement et à peu de frais, on la trouve décrite dans notre travail précité.

Le tableau qui sert à la charge des accumulateurs peut, avec quelques modifications, servir également à la prise directe du courant fourni par les dynamos d'une Compagnie d'électricité. Cette disposition est moins coûteuse que celle faite avec des boîtes de résistance à gros fil.

Le dessin ci-joint montre l'installation qui nous sert à cet effet. Les lampes de 10, 16, 32, 50 et 100 bougies, qui sont placées dans les supports du tableau, ne sont pas disposées en série les unes à la suite des autres en formant un seul courant, disposition qui aurait pour résultat d'augmenter la résistance avec le nombre des bougies des lampes ; elles sont, au contraire, distribuées en dérivation ; de sorte que plus le nombre de lampes et le nombre des bougies de chaque lampe intercalée est grand et plus il passe de courant (a). On a ainsi un moyen de faire passer soit dans les accumulateurs, soit

(a) Ce dessin est gravé d'après une photographie que notre excellent confrère et ami le docteur Woolonghan a bien voulu faire dans notre cabinet.

directement dans le manche, le nombre d'ampères qu'on veut. Lorsqu'on désire employer directement le courant de la ville, on ne peut pas se servir du manche ordinaire à cause des étincelles qui formeraient arc aux points de contact. Il faut un manche spécial, dans lequel il s'établit un court circuit au moment où on veut faire cesser l'incandescence du fil. Birmingham ([15]) a fait construire un manche de ce genre qui fonctionnerait bien (b), paraît-il, et dont il se sert déjà depuis deux ans. Le court circuit peut aussi être établi en dehors du manche à l'aide d'une pédale dont les fils vont directement aux bornes de la source électrique. Pour notre compte nous préférons nous servir des accumulateurs. Le courant qu'ils fournissent, tout en ayant l'intensité suffisante, ne possède pas la haute tension du courant de la ville et ne nécessite pas un manche compliqué et plus difficile à manier que le manche ordinaire, si simple et si élégant.

D'après l'énumération des conditions à remplir pour que l'anse électrothermique fonctionne bien, beaucoup de confrères hésiteront peut-être à employer cette méthode. Qu'ils se rassurent, avec un peu d'habitude ce procédé est moins compliqué et moins difficile qu'on ne croirait au premier abord. Puis, les quelques difficultés que la méthode électrothermique présente, sont largement compensées par ses avantages.

Les confrères, et parmi eux des chirurgiens très distingués, qui ont bien voulu assister à nos ablations électrothermiques, ont tous loué la rapidité de cette méthode et l'absence de l'hémorragie ; ils s'accordent à reconnaître sa supériorité sur les autres procédés (amygdalotomie ou ignipuncture) dont ils avaient fait usage jusqu'à présent.

(b) Notre excellent confrère le docteur Chatellier (de Paris), nous a fait savoir par lettre qu'il se servait depuis trois ans d'un manche construit par Mathieu sur les mêmes principes.

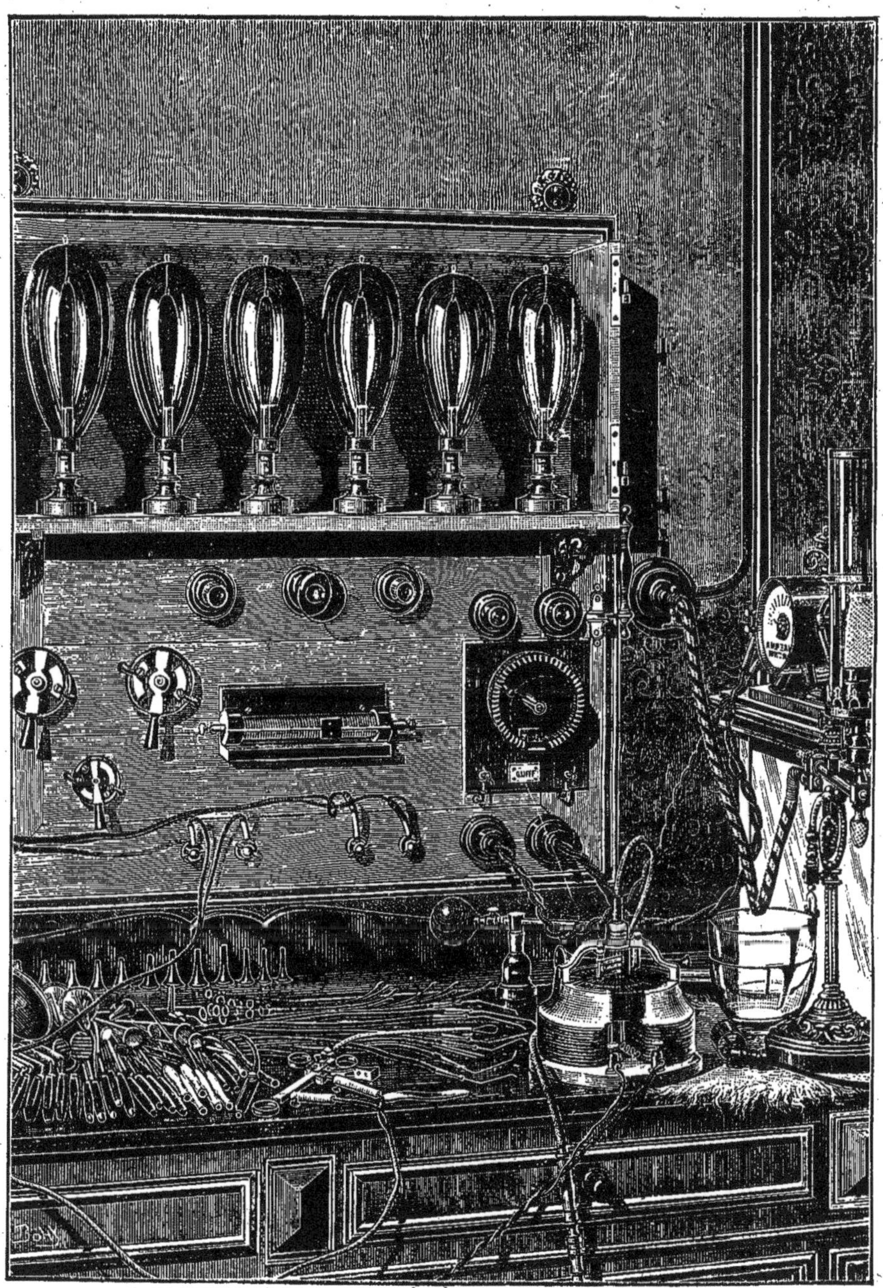

INDEX BIBLIOGRAPHIQUE

(1) J. WRIGHT. — Haemorrhage after amygdalotomy with a description of a galvanocautery amygdalotome (New-York med. Journ., 3o août 1890).

(2) HERYNG. — Gazeta lekarska, 1892, nᵒˢ 41, 42, 43 ; analysé in Intern. Centralbl. f. Laryngol., etc., X, p. 21

(3) MIDDELDORPF. — Galvanokaustik, ein Beitrag zur operativen Medicin. Breslau, 1854.

(4) VOLTOLINI. — Die Anwendung der Galvanokaustik, etc. Wien, 1872, 2ᵉ édition, p. 265.

(5) H. KNIGHT. — Note on the galvano-cautery in the treatement of hypertrophied tonsils (American laryngol. Associat, 31 mai 1889).

(6) H.-W. LOEB. — The removal of the faucial tonsils by the galvano-cautery snare (Phil. med. News, 19 mars 1892).

(7) GAREL. — Traitement de l'hypertrophie des amygdales (La Province médicale, nᵒ 22, 28 mai 1892).

(8) M. SCHMIDT. — Die Krankheiten der oberen Luftwege. 1894, p. 228-230.

(9) SENDZIAK. — Quelques remarques sur l'emploi de l'anse galvano-caustique dans l'hypertrophie des amygdales (Revue de Laryngol., nᵒ 4, 15 février 1893).

(10) CHEVAL. — Étude sur les électro-thermocautères (Journal de Méd., de Chir., etc. de Bruxelles, octobre 1891, et Rev. de Laryngol., 1891, p. 580).

(11) BORDIER et CHEVALLIER. — Étude critique et expérimentale des galvanocautères et de l'anse électrothermique (Archiv. d'Électr. méd., 1893, nᵒˢ 3, 4 et 6).

(12) In MALLEY. — Sur une nouvelle méthode de traitement chirurgical de l'hypertrophie tonsillaire (méthode de Ruault). (Th. de Paris, 1893, p. 28.)

(13) In CHEVAL. — De l'hypertrophie de la tonsille rétro-pharyngienne, etc., Bruxelles, 1894, p. 116.

(14) L. LICHTWITZ. — De l'emploi des accumulateurs eu médecine et de la meilleure manière de les charger (Journ. de Méd. de Bordeaux, nᵒ 15, 9 avril 1893).

(15) J. BIRMINGHAM. — New-York medical Journ., 4 février 1893.

Bordeaux. — Imprimerie J. Durand, rue Condillac, 20.